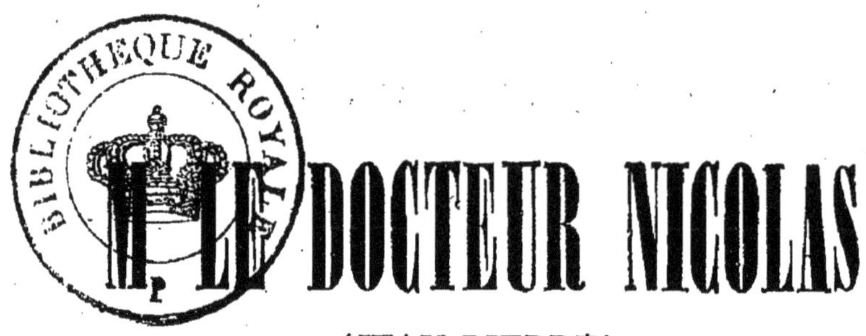

M. LE DOCTEUR NICOLAS

(JEAN-PIERRE),

Chevalier de la Légion-d'Honneur; médecin du bureau de Charité du 1er arrondissement et de la Société médicale d'accouchements, sous le patronage de la reine; médecin du ministère des affaires étrangères; membre de la Société vaudoise des sciences médicales, de la Société royale des sciences, lettres et arts d'Anvers, de l'Académie d'archéologie de Bruxelles; rédacteur du Dictionnaire de médecine de l'Encyclopédie méthodique, etc.

Les médecins complets sont ceux qui, non contents des succès qu'ils recueillent dans la pratique, s'efforcent noblement de concourir aux progrès de l'art. Tel est M. le docteur Nicolas.

Il est né en 1797, à Louhans (Saône-et-Loire), où il a fait ses études. Doué d'une vocation sérieuse pour la médecine, il vint en 1813 à Paris, pour l'étudier. Ses premiers guides dans la carrière furent M. Breschet et M. Duméril, auxquels il avait été recommandé.

Pendant les années 1813 et 1814, il fut attaché à l'Hôtel-Dieu, où en soignant les blessés atteints du typhus, il faillit être victime de son zèle. Ce zèle lui valut, de la part de l'administration, le titre d'élève externe. Ignorant cette faveur, il la mérita de nouveau, en concourant avec des élèves distingués et d'une manière si remarquable, qu'il eut l'honneur d'être nommé un des premiers.

En 1815, lors du retour de l'empereur, n'écoutant que la voix de la patrie, M. Nicolas quitte ses études chéries, s'équipe à ses frais, s'enrôle dans l'artillerie, fait la campagne de Waterloo, où il conquiert le grade de sergent-major, et suit l'armée derrière la Loire.

Après le licenciement de cette armée, il vint à Paris reprendre le cours de ses travaux sous Dupuytren. Vers la fin de 1815, il est nommé élève interne, et parcourt à ce titre les divers hôpitaux. M. Lherminier, médecin de la Charité, le distingue parmi ses condisciples et se l'attache, non-seulement comme élève particulier, mais comme collaborateur.

Dans cette situation, M. Nicolas donna une haute preuve de son amour du progrès et commença à bien mériter de la science. Un médecin illustre, le docteur Laënnec, venait d'inventer un nouvel instrument qui donnait le moyen de sonder plus sûrement les affections de poitrine. Sentant la grande utilité de l'introduction du stéthoscope dans la pratique, non-seulement il aida M. Lherminier à la constater par de nombreuses expériences, mais il la défendit chaleureusement tous les jours devant ses camarades.

Lorsqu'il passa son cinquième examen, il déploya une érudition qui frappa un de ses examinateurs (M. Moreau de la Sarthe) à tel point, que celui-ci se complut à prolonger l'épreuve, en lui donnant de ces éloges que le cœur n'oublie jamais. Or, à partir de cette époque, il s'établit entre le professeur et l'élève une intimité qui n'a fini qu'à la mort du premier. Mais si M. Moreau aima M. Nicolas moins comme un élève que comme un fils, M. Nicolas l'aima moins comme un maître que comme un père. L'affection filiale de l'élève pour son illustre maître, ressort d'un trait arrivé par hasard à notre connaissance, et que nous rapporterons, au risque de blesser une modestie que nous savons honorer. M. Moreau, se trouvant malade, s'était fait remplacer par son élève de prédilection, dans l'une des plus grandes maisons de la capitale. Un jour, le chef de cette maison, indisposé, propose à M. Nicolas de le suivre à la campagne. Il y avait grand avantage pour le jeune homme à accepter cette proposition. Mais, ce jour-là, il sait que son maître souffre plus qu'à l'ordinaire, et il refuse. Est-il besoin d'ajouter que ce trait de dévouement vint ajouter à l'amitié de M. Moreau pour son élève, et qu'il grandit M. Nicolas dans l'estime du personnage auquel il avait présenté une si noble excuse ?

C'est en 1822, après dix années d'études consciencieuses, que M. Nicolas se présenta pour le doctorat. Sa thèse, œuvre importante, qu'il soutint avec distinction, contenait cinquante propositions dans lesquelles il passa en revue les points alors les plus nouveaux et les plus controversés en médecine, et en donna clairement, soit la démonstration, soit la solution. C'est dans ce travail qu'il signala cette trame primitive de notre corps, le tissu cellulaire, où viennent successivement se déposer, se former et se développer nos organes. Fidèle aux préceptes de son maître et à la philosophie du dix-huitième siècle, dont ils étaient les représentants, il y établit que, quel que soit le mode d'existence des différents êtres, il est toujours en rapport avec le nombre et la disposition des organes ; et que si notre cerveau, plus développé, possède des facultés bien supérieures à celles des autres animaux, la cause en est uniquement dans le nombre et la forme de ses parties constituantes, leur intégrité et leur bonne conformation ; prétendant que le principe vital, l'âme, la vie est départie également à chacun de nous d'une manière uniforme ; que l'âme est une, identique, émanée du même souffle divin, et que ce serait insulter Dieu, si la faiblesse humaine venait à croire qu'il en a créé de défectueuses. « Non, dit-il chaleureusement, il n'en est pas ainsi ; la vie animant le cerveau est égale chez tous les hommes, chez tous les êtres, et, partant, les facultés ne diffèrent purement et simplement que parce que le cerveau de l'homme de génie, par exemple, est dans les meilleures conditions physiologiques, jouit de toute la plénitude de ses fonctions, tandis que chez l'homme dépourvu de facultés, il y a sinon vice de conformation, du moins un organe moins développé ou développé sous une influence maladive. » Dans l'opinion de ce médecin philosophe, la différence qui existe dans les facultés intellectuelles des hommes, réside dans leur organisation cérébrale, dont la masse ou la composition n'est pas la même. Il en est du cerveau comme des autres organes : c'est leur volume, leur bonne conformation, leur état parfaitement sain, qui les rend aptes à remplir leurs fonctions d'une manière plus ou moins énergique. Ainsi, avec les mêmes organes, on obtient une quantité d'action bien différente, selon que ceux-ci dépendent d'un tempérament sanguin, bilieux, lymphatique, etc., fait important qu'il ne faut jamais perdre de vue, surtout en médecine. On trouve également parmi ces propositions, que la gravité des maladies est en raison directe de la rapidité de leur marche ; que les inflammations gastro-intestinales, avec plus ou moins d'ulcérations qui les suivent, sont la cause des fièvres putrides ou adynamiques ; que la pectoriloquie et le râle muqueux sont des indices certains des cavernes tuberculeuses, et les signes pathognomoniques de la phthisie ; que nos organes ne sont pas détruits par les tissus de nouvelle formation, mais seulement refoulés, comprimés, étouffés, et par suite atrophiés. Il a également démontré le premier, après de nombreuses recherches, que chez les phthisiques, il y a constamment une hypertrophie interne du cœur, c'est-à-dire rétrécissement de ses cavités ventriculaires et épaississement de leurs parois, surtout du ventricule gauche, — le cœur, du reste, conservant son volume ordinaire. Comme on le voit, ce travail, quoique se réduisant à quelques pages, n'a pas moins le mérite de renfermer la matière de plusieurs volumes ; aussi, reçut-il l'accueil le plus flatteur.

Tels ont été les débuts de M. le docteur Nicolas, débuts qui lui présageaient une honorable destinée médicale, à laquelle il n'a point failli.

Il y a en lui un théoricien et un praticien, un citoyen et un philanthrope.

Comme théoricien, il s'est honoré par des travaux de haute importance.

Et d'abord, il est auteur de plusieurs mémoires qu'il a lus dans diverses sociétés dont il est membre. Dans l'un de ces mémoires, après avoir fait le tableau le plus pittoresque et le plus vrai des effets de l'opium sur l'homme, il est le premier à préconiser l'usage de cet agent thérapeutique, dans les coliques qui suivent l'accouchement, et que les femmes accusent être parfois plus violentes que celles qui précèdent ou accompagnent ordinairement le travail de la parturition. Une expérience de vingt années lui a appris que ces douleurs cèdent toujours et instantanément à l'emploi de quelques centigrammes d'extrait gommeux thébaïque. En publiant ces résultats de sa pratique, M. Nicolas a rendu un service immense à la science et à l'humanité, car il n'est aucun médecin qui n'ait eu l'occasion de reconnaître, l'impuissance de presque tous les autres médicaments employés en pareille circonstance.

Nous devons encore signaler une découverte non moins importante qu'il a faite : nous voulons parler de la baudruche employée pour guérir ou prévenir les excoriations gangréneuses qui surviennent aux malades qu'une longue maladie retient constamment alités, et qui frappent toutes les parties du corps soumises au frottement ou à la pression. Devant les souffrances intolérables qui viennent compliquer la gravité de l'état des malades, M. Nicolas eut l'heureuse idée de recouvrir ces plaies d'un épiderme artificiel. A cet effet, il étendit de la colle simple sur de la baudruche fine et souple, et l'appliqua sur les points entamés. Les plaies, mises ainsi à l'abri du contact de l'air et protégées contre le frottement direct des corps environnants, se cicatrisèrent très promptement. Il dut se servir naturellement du même moyen pour préserver les parties habituellement affectées. Ce procédé, aussi simple qu'ingénieux, offre incontestablement des avantages inappréciables et sera bientôt mis en pratique par tous les médecins.

En second lieu, M. Nicolas a enrichi le *Dictionnaire de Médecine de l'Encyclopédie méthodique* d'un grand nombre d'articles qui, tous, portent un cachet d'originalité remarquable. L'un de ces articles, consacré à la mémoire de M. Moreau de la Sarthe, est un éloquent éloge dans lequel l'auteur esquisse à grands traits les qualités qui distinguaient l'homme privé chez l'illustre professeur, et montre avec force l'immense perte qu'a faite en lui la science médicale. Les autres articles de M. Nicolas sont ceux que voici, accompagnés d'observations destinées à faire ressortir ceux d'entre eux qui nous paraissent le plus dignes de fixer l'attention du monde savant :

Purgatifs. — M. Nicolas admet, dans cet article, la classification adoptée par les auteurs anciens, qu'il considère comme préférable à celle de nos jours. Il jette un coup-d'œil général sur ces groupes, et puis, prenant à part chaque purgatif, il en étudie le mode d'action et le suit dans toute l'économie. Il indique soigneusement le temps qu'il met à agir, la partie du tube digestif sur lequel il effectue, et la nature des évacuations qu'il sollicite, points très importants et presque toujours négligés dans les ouvrages modernes. Toutes ces pages sont écrites de main de maître, et on y reconnaît constamment l'observateur profond et le praticien habile. Ce qui ajouta à l'attrait de cette publication, c'est qu'elle eut lieu à l'époque même où le système de Broussais était à son apogée. Aussi, quelque grande que fût son admiration pour le célèbre fondateur de la médecine physiologique, qui l'honorait d'une amitié toute particulière, il termina cette excellente monographie en exprimant le regret que la nouvelle doctrine éloignât trop les jeunes médecins de l'étude de cette partie de la matière médicale, et les privât ainsi des précieuses ressources thérapeutiques qu'offre cette classe importante de médicaments.

Rupture, polypes, rétention, spina ventosa. — Ces divers articles sont remarquables par le grand nombre de faits intéressants et les indications curatives qu'ils contiennent. Un profond esprit d'analyse et une érudition des plus étendues s'y manifestent sans cesse.

Pian. — A l'époque où M. Nicolas publia l'article *Pian*, cette maladie était à peine connue; les seuls travaux de Bajon et Valentin avaient quelque importance. Il s'attacha donc à fixer l'opinion des médecins sur la nature de cette affection, dont le nom se trouvait seulement consigné dans les dictionnaires, sans développement aucun. A l'aide des recherches les plus consciencieuses, il parvint à en établir le diagnostic et le traitement.

Ruptures. — Cet article offre aux médecins un travail des plus complets sur l'étude des ruptures et qu'ils pourront toujours consulter avec fruit, Des observations en grand nombre, mais choisies avec beaucoup de discernement, y viennent incessamment à l'appui des assertions de l'auteur.

Acupuncture. — Cet article n'est pas le moins curieux de ceux dus à la plume de M. Nicolas. Il y montre que son esprit sait se plier aux exigences du sujet en passant des plus graves controverses aux questions qui peuvent aiguiser la verve de la critique. Il est difficile d'ajouter, après lui, à l'histoire de ce mode de traitement et à son application, et de faire ressortir avec plus de finesse d'aperçu tout ce que le charlatanisme a su en tirer de profit.

Si nous voulions nous laisser aller au plaisir de continuer nos annotations, notre tâche serait trop longue; il est vrai que nous sommes bien loin d'avoir tout dit, mais on nous pardonnera devant la nécessité de nous restreindre dans une notice biographique. Quelque imparfait que soit notre travail, nous nous voyons donc forcé de terminer par la simple énumération des autres travaux de M. le docteur Nicolas.

Articles monographiques. — Nez, nasal, phlegmon, piqûre, pissement de sang, polypes, préservatifs, purgation, remèdes de précaution, sourd-muet, spina bifida, tranchées, coliques, ulcération, vulve, pissement de pus, plénitude, poireaux, ponctions, presbytie, prolapsus, renversement, réplétion, rétrécissement, rotule, saignement sapide, sapidité, savon, scarificateur, septum, serum, séton, sévrage, mal de Siam, son, sordide, soufflet, sourd, spina ventosa, speculum, squirre, stimulus, superpurgation, suppositoire, surdité, surexcitation, surirritation, susceptibilité nerveuse, suspensoir, taie, tension, texture, tibia, tintouin, tonsillaire, toucher, transpiration, trousse-galant, tube digestif, valétudinaire, valide, validité, varicocèle, végétation, verrues, vertébral, ventouses, vice, vertèbres, vésical, vestibule, vin, vinaigre, viscères, vitalistes, vitalité, voile du palais, volonté, voracité, yawx.

Phlegmon. — Ce type de l'inflammation a été étudié avec un soin extrême par M. Nicolas. Il en a suivi toutes les phases, depuis la simple résolution juqu'aux métastases les plus extraordinaires. Il démontre ingénieusement les causes de ces transports de suppuration d'un point à un autre très éloigné, phénomème qui se reproduit si souvent, contre toute prévision, et frappe chaque jour d'étonnement l'œil du praticien le plus éprouvé. L'opinion, qu'il émet à ce sujet, est que les métastases arrivent, comme les délitescences, par le développement d'une inflammation éloignée qui, plus vive que celle des phlegmons, attire vers elle tous les fluides, et devient ainsi parfois un centre effrayant de fluxion. Les moyens curatifs sont rationnellement tirés des causes qui produisent ces désordres morbides dans notre économie.

Ventouse. — Après avoir donné l'historique de cette espèce de *topique chirurgical*, et avoir démontré tous les avantages qu'on peut en retirer dans une foule de circonstances, l'auteur en fait connaître une de son invention. Selon lui, l'action de ce nouveau procédé est si puissante, qu'en une seule application, faite lentement, elle produit un soulèvement d'épiderme par de la sérosité, absolument comme la chose a lieu par l'application d'un vésicatoire ; résultats immenses, et qui doivent servir de secours inespéré dans des cas où la rapidité du mal ne peut être arrêtée que par celle d'une action spontanément dérivative ou révulsive. C'est là une richesse de plus dont M. Nicolas a doté la thérapeutique.

Polypes. — Cet article a reçu tout le développement que l'importance du sujet exigeait. Toutes les variétés de ces nouveaux tissus qui pullulent dans nos cavités organiques tapissées par la membrane muqueuse, y sont décrites avec une précision remarquable, depuis le polype vésiculaire d'une nature bénigne jusqu'au sarcome du sinus maxillaire. L'effrayant tableau des accidents produits par l'hypertrophie de la muqueuse qui, sous le volume qu'elle acquiert, écarte jusqu'aux os de la face, pénètre jusque dans le crâne et va chasser l'œil de son orbite, y est présenté avec une connaissance parfaite de cette horrible affection, dont la destruction ne peut s'obtenir que par le fer et le feu.

M. Nicolas a enfin rédigé, pendant trois années, le feuilleton scientifique d'un grand journal politique quotidien.

Tandis que M. le docteur Nicolas servait avec cette distinction la science, il ne négligeait point la pratique, et, comme il y apportait d'heureuses qualités qui s'étaient développées à l'école de son illustre maître, M. Moreau de la Sarthe, il y obtenait les succès qui l'ont placé parmi nos premiers praticiens et lui ont donné l'une des plus belles clientèles de Paris. C'est ainsi qu'il a mérité de succéder à M. Moreau dans la confiance d'un homme d'état éminent (M. le comte Molé), que nous avons vu, et qu'il serait peut-être heureux de revoir à la tête du ministère.

Comme citoyen, M. Nicolas se distingue par un amour des libertés publiques dont nous avons déjà vu la preuve et qu'il a manifesté de nouveau, en 1830, par son adhésion empressée à l'établissement d'une monarchie vraiment constitutionnelle. Ces sentiments et son mérite rendent raison de l'estime qu'il inspire à ses concitoyens, et dont ils lui ont donné un témoignage honorable en le nommant officier de la garde nationale.

Enfin, comme philanthrope, il y a longtemps que M. Nicolas a fait ses preuves. Premièrement, il serait difficile de dire le zèle avec lequel il remplit, depuis longues années, les pénibles fonctions de médecin du bureau de bienfaisance de son arrondissement; fonctions qui, contrairement à l'usage, lui ont été offertes parce que l'on connaissait son dévouement, et qu'il a acceptées avec empressement, dans le désir de manifester davantage sa sympathie pour les classes pauvres. Ensuite, inspiré par cette sympathie qui l'honore, M. Nicolas a été l'un des plus zélés fondateurs de la Société d'accouchement, instituée en 1836, pour accoucher gratuitement et secourir les pauvres mères de famille. Cette Société, composée des plus habiles accoucheurs de la capitale, et qui a pour président honoraire le doyen même de la Faculté, lui a deux fois déféré la présidence annuelle (1836 et 1840).

M. le docteur Nicolas vit récompenser, en 1830, ses services passés et son dévouement à la cause nationale par la place de médecin du ministère des affaires étrangères. Plus tard, par esprit d'économie, on supprima les émoluments attachés à cette place : cela ne l'empêcha point de continuer pendant dix ans à la remplir avec le même zèle. C'est pour ce zèle distingué qu'il reçut la croix de la Légion-d'Honneur. Sa nomination fut accompagnée d'une circonstance faite pour en doubler le prix à ses yeux. Le roi lui fit écrire pour lui exprimer sa satisfaction personnelle et lui présenter ses félicitations.

Un de ses ancêtres publia, en 1771, un *Manuel du jeune Chirurgien*, dédié à Germain Pichault de la Martinière. Cet ouvrage en deux volumes contient tout ce qui peut guider les chirurgiens, surtout ceux de la campagne, qui sont obligés d'être à la fois médecins, chirurgiens et apothicaires. C'est un abrégé méthodique de ce que les professeurs de chirurgie de l'époque annonçaient dans leurs cours ; c'est une bibliothèque portative d'anatomie, de chirurgie et de pharmacie.

T. DE L*** ET DE VAUCHER.

Imp. de Mme de Lacombe, 12, rue d'Enghien.

www.ingramcontent.com/pod-product-compliance
Ingram Content Group UK Ltd.
Pitfield, Milton Keynes, MK11 3LW, UK
UKHW021041200726
13857UKWH00005B/1866